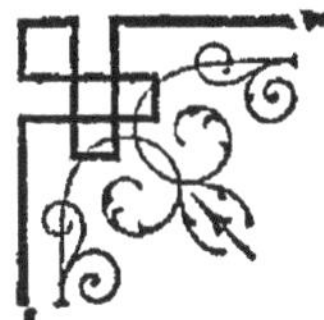
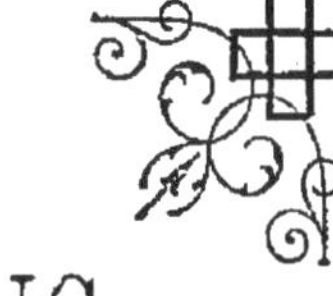

AMÉLIE-LES-BAINS

TOPOGRAPHIE ET CLIMATOLOGIE

— INDICATIONS THÉRAPEUTIQUES —

PAR

LE Dr FORNÉ

Médecin consultant aux Eaux thermales d'Amélie-les-Bains

PARIS
VICTOR MASSON & FILS, LIBRAIRES
Place de l'École-de-Médecine.

1867

AMÉLIE-LES-BAINS

TOPOGRAPHIE ET CLIMATOLOGIE

MONTPELLIER, TYPOGRAPHIE DE BOEHM ET FILS.

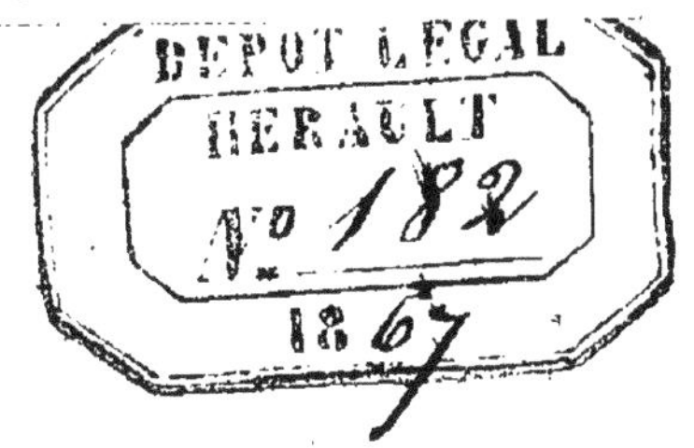

AMÉLIE-LES-BAINS

TOPOGRAPHIE ET CLIMATOLOGIE

— INDICATIONS THÉRAPEUTIQUES —

PAR

LE Dr FORNÉ

Médecin consultant aux Eaux thermales d'Amélie-les-Bains.

PARIS

VICTOR MASSON & FILS, LIBRAIRES

Place de l'École-de-Médecine.

1867

Le climat et les eaux minérales naturelles constituent deux des plus puissants agents de l'hygiène et de la thérapeutique ; et lorsque ces deux ordres de modificateurs se trouvent associés en un même lieu, de telle sorte que leurs actions concourent à un même but, chacun d'eux acquiert, avec un champ d'application plus vaste, une énergie supérieure.

Cette heureuse alliance de deux éléments thérapeutiques aussi importants ne se réalise nulle part aussi bien qu'à Amélie-les-Bains. Aux avantages d'une température hivernale très-clémente, cette station joint, en effet, tous ceux qui résultent des applications diverses des eaux thermales sulfureuses. Rivale, par son climat, des refuges d'hiver les plus renommés du midi de la France, Montpellier, Nice, Hyères, Pau, elle se place par ses eaux à côté de Cauterets, Saint-Sauveur, etc.

Tel est le double caractère et le mérite spécial de cette station exceptionnelle, qui très-hospitalièrement accueille toute l'année les pauvres malades, et leur permet, même pendant la saison rigoureuse, de chercher dans ses bienfaisantes eaux un remède à leurs souffrances.

Nous nous proposons, dans cette Notice, d'exposer succinctement les divers ordres d'influences qu'on trouve réunies dans la station thermo-hivernale d'Amélie-les-Bains, et les conditions individuelles qui peuvent se soumettre avec profit à l'action de ces influences. Nous essayerons plus tard de développer les points principaux de cette étude ; mais nous avons pensé que cet exposé sommaire suffirait d'ores et déjà à faire ressortir les précieuses ressources offertes par Amélie au traitement d'un grand nombre de maladies chroniques.

Nous donnons aujourd'hui la première partie seulement de cette étude, relative au climat et à la localité. Les eaux sulfureuses feront l'objet d'un second travail.

AMÉLIE-LES-BAINS

TOPOGRAPHIE ET CLIMATOLOGIE

I

Étude analytique des éléments du climat d'Amélie et des conditions hygiéniques de la localité.

Le mot climat exprime la résultante d'un grand nombre de circonstances du monde extérieur qui peuvent modifier le système vivant. La principale est sans contredit la température ; mais celle-ci varie en chaque lieu, et quant à son intensité et quant à son mode d'action, suivant une foule de conditions en tête desquelles se placent la latitude et l'altitude, puis les vents régnants, l'humidité de l'air, l'inclinaison du terrain, sa nature, son exposition, etc.

Voyons quelle est la part de chacune de ces influences dans le climat d'Amélie.

Latitude.— Cette station est située à l'extrémité la plus méridionale de la France, sous le 42e degré de latitude. Il est inutile d'insister sur l'importance de cette condition climatérique, car personne n'ignore que, toutes choses égales d'ailleurs, la température s'élève à mesure que l'on se rapproche de l'équateur [1].

Altitude. — L'altitude constitue pour Amélie une condition tout aussi favorable : 230 mètres environ au-dessus du niveau de la mer. — Dans cette zone, l'air est plus pur et plus sec que dans les basses vallées, sans offrir les inconvénients de l'atmosphère raréfiée des stations plus élevées. Aussi les asthmatiques et les tuberculeux respirent-ils ici à l'aise, et n'ont-ils pas à craindre les hémoptysies, qui se produisent si facilement dans les lieux où la pression atmosphérique est insuffisante.

Situation géographique. — Amélie appartient à la région méditerranéenne dite des *Oliviers*, caractérisée dans

[1] Ce fait s'explique aisément, parce que l'action calorifique du soleil dépend principalement de sa hauteur au-dessus de l'horizon et de l'angle que ses rayons font avec la surface de la terre.

son ensemble par la sérénité habituelle du ciel, la rareté des brouillards, le nombre relativement restreint des jours de pluie, le peu d'humidité sensible de l'air; par une température moyenne assez douce, mais très-variable dans les lieux qui ne sont pas abrités contre les grands vents. En participant des caractères généraux de cette région, Amélie, ainsi que nous l'exposerons tout à l'heure, doit à sa position topographique d'être garantie contre le choc direct de ces vents, surtout de ceux du N.O., qui sont le fléau de la région.

Cet avantage, d'une importance capitale, rapproche Amélie-les-Bains des stations hivernales de la Provence, Nice, Cannes, etc.; mais tandis que celles-ci sont assises au bord ou du moins à peu de distance de la mer, Amélie s'en trouve éloignée de 35 kilomètres environ. Or, ce fait établit entre le climat de notre station et celui des refuges du sud-est une grande différence. L'atmosphère des bords de la mer, imprégnée de molécules salines et presque toujours agitée par les brises du large, possède des qualités fortement toniques et excitantes, qui conviennent aux constitutions molles, aux tempéraments phlegmatiques, mais qui sont souvent préjudiciables aux malades doués d'un certain degré d'éréthisme vasculaire ou nerveux.

Amélie diffère encore plus de Pau que des localités précédentes, mais dans un sens contraire. Pau, situé loin de la mer, au sein des montagnes, est peut-être plus abrité des vents qu'Amélie, mais aussi beaucoup plus humide. Son climat doux, sédatif, amollissant, s'adresse par excellence aux tempéraments très-phlogistiques ou très-nerveux, aux individus disposés aux fluxions très-actives.

Il suit de là que, au point de vue thérapeutique, comme par sa situation géographique, Amélie tient le milieu entre les stations maritimes du sud-est, dont le climat est capable de provoquer des réactions exagérées, et Pau, dont le climat est plutôt débilitant que tonique. Le climat d'Amélie s'adapte admirablement aux tempéraments moyens, aux sujets lymphatiques ou débilités, qui ont besoin d'un air tonique et légèrement stimulant.

Topographie. — Les avantages climatériques qui distinguent cette station s'expliquent en grande partie par la configuration du pays.

Le département des Pyrénées-Orientales est limité au sud par la portion orientale de la grande chaîne à laquelle il doit son nom ; au nord et à l'ouest, par un rameau important de cette chaîne, les Corbières. Ce département figure donc un triangle dont le sommet est à la jonction des deux chaînes et dont la base est formée par le rivage de la mer ; la plus grande partie de cette surface est occupée par les trois petits bassins du Tech, de la Têt et de l'Agly.

Le bassin du Tech est séparé de celui de la Têt par un autre rameau qui se détache à angle aigu de la chaîne principale, et, se dirigeant du sud-ouest au nord-est, s'avance jusqu'au centre de la grande plaine du Roussillon. C'est de ce rameau que s'élève à une hauteur de 2 800 mètres le mont Canigou, qui domine toute la contrée.

Le bassin du Tech est donc formé, d'une part, par le versant septentrional de la portion la plus orientale de la chaîne pyrénéenne, qui va de l'ouest à l'est se jeter dans la Méditerranée ; d'autre part, par le versant méridional du Canigou : de telle sorte que la vallée, complètement fermée de tous les autres côtés dans ses parties supérieure et moyenne, ne s'ouvre que vers le nord-est et ne peut livrer accès qu'aux vents qui soufflent de cette direction.

Étroite et encaissée dans sa partie supérieure, la vallée commence à s'élargir à quelques kilomètres en amont de la petite ville d'Arles-sur-Tech. A partir de ce point, elle forme une série de vallons de plus en plus larges, arrondis, pittoresques autant que fertiles, séparés les uns des autres par les entrecroisements successifs des contreforts des deux lignes de montagnes qui limitent le bassin du Tech.

Or, c'est au centre de cette région moyenne, à égale distance des deux extrémités du cours du Tech, entre deux charmants vallons dont le premier appartient à la commune d'Arles, et le second à la commune de Palalda, qu'est situé le petit cirque d'Amélie-les-Bains.

Ce cirque est divisé par la rivière en deux segments irréguliers, de forme et de dimensions différentes : la station actuelle est enfermée à peu près en entier dans le segment méridional, ou de la rive droite; mais le développement ultérieur d'Amélie, au point de vue du climat, se fera sans doute aussi sur le segment septentrional, ou de la rive gauche.

Le segment méridional figure une anse embrassée par deux petits contreforts des Pyrénées. Celui de l'ouest est un mamelon couvert de vignes et couronné par un petit fort qui commande la route de la vallée; il s'incline rapidement vers le Tech dans la direction du sud au nord. Le contrefort de l'est, désigné sous les noms de *Coste Rouge* et de *Puig d'Olou*, va d'abord à l'est, puis se détourne en formant un crochet vers le nord-est.

Les deux montagnes qui ferment cette anse au fond (*Serrat d'En Viste* et *Serrat d'En Merle*) sont séparées par une vaste échancrure, creusée entre deux massifs de roches granitiques de l'aspect le plus grandiose. C'est par cette fente que débouche le Mondony, ou rivière de Montalba, après une chute de 10 mètres de haut désignée sous le nom de douche ou cascade d'Annibal. Ce torrent parcourt le petit vallon d'Amélie du sud au nord, et va se réunir au Tech à 500 mètres plus loin.

Le Mondony partage donc le territoire d'Amélie en deux parties : la rive droite ou orientale est presque entièrement occupée par le bel hôpital militaire et ses dépendances ; la rive gauche présente à sa partie la plus élevée les sources sulfureuses, les deux établissements civils et un groupe de maisons qui constituait autrefois presque tout le village. Un nouveau groupe de constructions s'est élevé depuis quelques années, et va s'étendant sans cesse dans la partie inférieure des deux rives du Mondony, le long de la route Impériale et parallèlement au cours du Tech. Ces deux groupes sont reliés l'un à l'autre par deux voies parallèles et bordées de maisons dans une partie de leur parcours.

Telle est la situation de la station actuelle : des deux groupes principaux qui la composent, l'inférieur a l'avantage d'une large exposition au soleil, mais il est aussi exposé, en revanche, aux vents qui pénètrent dans la vallée; le groupe supérieur, moins favorisé du soleil, est mieux garanti contre les agitations de l'atmosphère et joint à cet avantage celui qui résulte de la proximité des établissements thermaux. En somme, la température moyenne est pour le moins aussi élevée dans la partie haute que dans la partie basse ; si celle-ci a plus de chaleur pendant que le soleil brille, l'autre l'emporte pendant le reste de la journée.

La montagne qui ferme au sud le vallon d'Amélie et les deux contreforts qui l'embrassent à l'est et à l'ouest, tout en défendant la station des vents qui soufflent de ces directions, ne sont pas assez hautes pour empêcher le soleil de darder ses rayons de six à sept heures par jour sur le groupe inférieur du village, et de trois à quatre heures environ sur la plus grande partie du groupe supérieur. La station, il est vrai, est ouverte au nord; mais elle est admirablement garantie contre les vents qui viennent de ce côté de l'horizon, par un contrefort très-élevé du Canigou, situé en face d'elle, de l'autre côté du Tech (colline de Montbolo). Ainsi, les seuls vents qui aient un libre accès dans la vallée sont, comme nous l'avons dit, les vents d'est et de nord-est.

Mais il existe une région dans laquelle ces derniers vents eux-mêmes se font à peine sentir, tournée en plein midi et constamment baignée du soleil, dont les rayons y sont rassemblés comme dans un miroir concave : nous voulons parler du segment de la rive gauche du Tech, qui s'étend au pied de la montagne de Montbolo. Cette région comprend les beaux terrains situés au-dessous du plateau de l'Oratory et la grande anse désignée sous le nom de petite Provence.

Quoique cette rive gauche soit plus chaude, mieux exposée et mieux abritée, la distance qui la sépare des sources thermales et l'absence d'une voie de communication facile, n'ont pas permis jusqu'ici à la station de s'y développer. Elle est très-fréquentée cependant par les malades et par les valétudinaires, qui vont se promener de longues heures le long des sentiers ou se reposer sous le demi-ombrage des oliviers. Le calme dont ils jouissent en ces lieux, l'air doux qu'ils y respirent, les senteurs qui s'exhalent des plantes aromatiques dont la montagne est couverte, la beauté du paysage, enfin, tout concourt à rendre de la vigueur à ces organisations débilitées et à ramener l'harmonie dans leurs fonctions troublées.

Les terrains de l'Oratory appartiennent à M. I. Pereire, qui y a fait construire deux belles habitations : l'une sur la partie la plus élevée du plateau, l'autre un peu en contrebas. Celle-ci est mieux située par rapport au vent, mais toutes deux sont magnifiquement exposées. Un pont, dont la construction s'achève sur le Tech, les relie au reste de la station.

Ce pont aura une utilité incontestable. Il permettra à la station, un geu gênée dans les étroites limites de la commune, de se développer, à mesure que le besoin s'en fera sentir, sur un large espace et dans des conditions très-avantageuses ; il permettra aussi, dans un temps que nous espérons peu éloigné, la création d'une promenade d'hiver vivement sollicitée, qui suivra la rive gauche du Tech jusqu'au pont d'Arles et se continuera en retour par la belle route Impériale. Cette promenade, bordée d'orangers, de lauriers-roses et autres plantes des pays chauds, pourra fournir le témoignage le plus concluant en faveur de notre climat, et constituera certainement l'un des plus grands charmes de la station.

En résumé, l'examen de la situation topographique des vallons d'Amélie-les-Bains, considéré dans son ensemble, démontre que, sauf l'échancrure qui livre passage au Mondony au sud, et l'ouverture même de la vallée du Tech, du sud-ouest au nord-est, cette station est parfaitement protégée par les montagnes qui l'entourent, et il est évident que les vents qui soufflent des autres directions, surtout le vent du N. O., qui désole si souvent le littoral méditerranéen, ne peuvent pénétrer dans ce cirque qu'après s'être brisés contre ces puissants remparts et avoir ainsi perdu une grande partie de leur violence.

Nature du sol. — Les montagnes qui circonscrivent le petit vallon d'Amélie sont formées, les unes par des roches granitiques, les autres par des calcaires compactes. Leur densité et l'inclinaison du terrain ne permettent pas aux eaux pluviales de séjourner à la surface du sol ; aussi est-on surpris de la rapidité avec laquelle le sol se dessèche, même après des pluies abondantes et prolongées. Cette circonstance, jointe au petit nombre des jours de pluie et à la rareté des brouillards, explique ce phénomène si remarquable de la sécheresse de l'air, qui est une des qualités les plus saillantes de ce climat.

Hygrométrie. — Cette sécheresse s'entend surtout de l'absence d'humidité sensible. La vapeur d'eau contenue dans l'atmosphère impressionne, en effet, nos organes, beaucoup moins par sa quantité que par sa plus ou moins grande condensation; l'hygromètre seul ne saurait donc nous donner la mesure de son influence. Un certain degré d'humidité est nécessaire, particulièrement dans un climat chaud; un air chaud, s'il était trop sec, deviendrait bien vite une cause d'irritation et de fatigue.

L'air d'Amélie ne présente pas cet inconvénient. Beaucoup moins humide que celui de Pau, il l'est un peu plus que celui des stations provençales. Les moyennes mensuelles de l'humidité relative, calculées d'après les trois dernières années, nous ont donné les nombres qui suivent:

HYGROMÈTRE DE SAUSSURE.

Humidité relative de l'air (1864, 1865, 1866.)

Saturation = 100

Janvier	64,08
Février	59,78
Mars	58,66
Avril	64,17
Mai	55,43
Juin	48,00
Juillet	53,57
Août	56,16
Septembre	61,08
Octobre	69,66
Novembre	71,40
Décembre	75,66
Moyenne annuelle	61,47

Pluies, état du ciel, etc. — Les jours beaux, les jours couverts et les jours pluvieux, d'après le résultat des observations faites à l'hôpital militaire, pendant la période 1857-1865, se sont répartis entre les douze mois de l'année de la manière suivante[1] :

[1] Ce tableau est emprunté au livre du Dr Artigues : *Amélie-les-Bains, son climat, ses thermes.*

PÉRIODE DE 1857-1863.

	Jours beaux.	Jours couverts.	Jours pluv.
Janvier....	21	6	4
Février....	20	5	3
Mars......	21	6	4
Avril......	12	6	12
Mai.......	7	8	16
Juin.......	16	7	7
Juillet.....	22	4	5
Août......	21	6	4
Septembre..	17	8	5
Octobre....	17	10	4
Novembre..	19	8	3
Décembre..	17	10	4
	210	84	71
Printemps..	35	21	35
Été.......	60	18	14
Automne...	53	28	11
Hiver......	62	17	11

Il suit de là que le plus grand nombre de jours beaux appartient à l'hiver; le plus grand nombre de jours couverts à l'automne; et que sur les soixante et onze jours de pluie que compte l'année en moyenne, la moitié appartient au printemps seul.

Nous avons relevé pour les deux dernières années (1865 et 1866) les moyennes mensuelles relatives à l'état du ciel et à la quantité d'eau tombée :

	1865.		1866.	
	Quantité de pluie en millimètres.	État du ciel. Bleu = 0. Couvert = 10.	Quantité de pluie en millimètres.	État du ciel. Bleu = 0. Couvert = 10.
Janvier..............	0,008	4,62	0,003	3,77
Février..............	0,008	3,81	0,024	5,60
Mars..............	0,123	5,09	0,052	4,64
Avril..............	0,326	5,80	0,047	4,36
Mai..............	0,045	5,20	0,066	5,09
Juin..............	0,003	2,40	0,101	4,00
Juillet..............	0,080	5,03	0,021	4,00
Août..............	0,055	5,55	0,064	3,74
Septembre..............	0,015	2,43	0,138	4,50
Octobre..............	0,045	5,55	0,318	5,67
Novembre..............	0,019	5,75	0,014	4,30
Décembre..............	0,035	3,96	0,021	3,50
Moyenne annuelle...	0,762	4,48	0,869	4,43

Il ressort encore de ce tableau que le ciel est couvert surtout au printemps et en automne, très-peu en hiver. En 1865, le printemps a donné 0m,494 de pluie, c'est-à-dire les deux tiers environ de celle qui est tombée pendant tout le cours de l'année; en 1866, les grandes pluies ont eu lieu en automne, et elles ont été exceptionnellement abondantes. Elles se sont élevées en effet à 0m,470, tandis que l'automne 1865 n'avait donné que 0m,079, et l'automne 1864 0m,291.

Nous avons déjà dit que les brouillards sont très-rares à Amélie; ils descendent à peine cinq ou six fois par an jusqu'à la station.—La neige est plus rare encore: il en tombe une fois par année en moyenne, et plusieurs années consécutives se passent souvent sans qu'on en voie tomber.

Pression barométrique. — La moyenne annuelle de la pression barométrique à Amélie est de 742mm,5. Les oscillations extrêmes, pour l'année 1863, ont été comprises entre 717mm et 759mm.

Nous donnons dans le tableau suivant les moyennes mensuelles des quatre dernières années. L'amplitude moyenne des oscillations mensuelles est de 16mm environ, mais elle a été quelquefois beaucoup plus prononcée, car elle a atteint 30mm en janvier 1863, et près de 32mm en mars 1866.

MOYENNES BAROMÉTRIQUES MENSUELLES A AMÉLIE.

	1863.	1864.	1865.	1866.	Moyenne des 4 années.
Janvier......	741,80	746,80	737,60	746,60	743,20
Février.......	748,60	737,40	740,90	741,67	742,14
Mars.........	739,10	735,50	737,31	735,05	736,74
Avril.........	741,40	741,70	744,18	740,90	742,00
Mai..........	739,30	»	743,28	740,64	741,07
Juin..........	742,60	»	743,95	742,51	743,00
Juillet........	743,70	742,90	743,65	743,15	743,35
Août.........	744,90	743,55	742,61	741,90	743,24
Septembre.....	743,00	744,53	747,13	741,09	743,93
Octobre.......	742,60	736,76	739,95	742,60	740,50
Novembre.....	746,50	739,20	741,99	743,94	742,86
Décembre.....	750,73	740,68	747,69	746,14	746,31
Moy. annuelle.	743,67	»	742,52	742,18	742,50

C'est généralement le mois de mars qui offre la pression moyenne la plus faible et les oscillations les plus étendues.

Les mouvements de la colonne mercurielle se font généralement d'une manière lente, sans secousse; l'amplitude des oscillations nychthémérales dépasse rarement 5mm.

Les variations de la pesanteur de l'air exercent une influence considérable sur la respiration et sur la circulation; elles sont particulièrement ressenties par les personnes atteintes de maladies de poitrine ou d'affections nerveuses; elles provoquent la dyspnée, l'accélération des battements du cœur, des palpitations.

L'élévation du baromètre annonce ou accompagne habituellement un temps beau, un ciel serein, un air sec, des vents légers du nord et de l'est. Une baisse prononcée, au contraire, coïncide souvent avec l'augmentation de l'humidité, les vents du sud ou du S.O., les pluies ou les orages; mais les relations des variations barométriques avec les indications de l'hygromètre, avec les vents, avec l'état du ciel, avec la température, avec les saisons, n'ont pas encore été déterminées, et la loi qui les régit reste à établir[1].

[1] Un abaissement brusque et considérable coïncide habituellement avec l'approche d'une bourrasque.

Température. — Les premières observations thermométriques faites à Amélie ont été retrouvées par nous dans les papiers de notre beau-père, le regretté et regrettable Dr Hermabessière. Elles comprennent seulement les mois de décembre 1853, janvier et février 1854. En voici le résumé :

Décembre 1853.

Première quinzaine.
Moyenne des minima..+ 5°,70 } +16°,60
— des maxima..+10°,90 }
Moyenne de la quinzaine. . . . . + 8°,30 }
Deuxième quinzaine. } +12°,95
Moyenne des minima..+ 2°,00 } +9°,30
— des maxima..+ 7°,30 }
Moyenne de la quinzaine. . . . . + 4°,65 }
Moyenne du mois. . . . . + 6°,48

Janvier 1854.

Première quinzaine.
Moyenne des minima..+ 4°,36 } +15°,42
— des maxima..+11°,06 }
Moyenne de la quinzaine. . . . . + 7°.71 }
Deuxième quinzaine. } +19°,66
Moyenne des minima..+ 6°,30 } +23°,90
— des maxima..+17°,60 }
Moyenne de la quinzaine. . . . . +11°,95 }
Moyenne du mois.. . . . . + 9°,83

Février 1854.

Du premier au quinze.

Moyenne des minima..+ 4°,20 } +19°,60
— des maxima..+15°,40 }

Moyenne de la quinzaine. . . . . + 8°,80 } +17°,86

Du quinze au vingt-huit.

Moyenne des minima..+ 3°,32 } +17°,86
— des maxima..+14°,80 }

Moyenne de la quinzaine. . . . . + 9°,06 }

Moyenne du mois. . . . . +8°,93

Moyenne des trois mois. . + 8°,41.

Le second document relatif à la température d'Amélie se trouve consigné dans l'ouvrage du Dr Rotureau. C'est le résultat d'observations très-précises faites pendant l'hiver et le printemps de 1855-56 au troisième étage de l'établissement Hermabessière, façade du levant. Ce travail nous paraît très-intéressant, parce qu'il donne pour quelques mois les moyennes de la journée médicale.

Décembre 1855.

Température moyenne. . . . . + 10°,33
Maxima. . . . . de + 13° à + 14°
Minima. . . . . de + 0° à + 5°

Janvier 1856.

Température moyenne à 10 h. du matin.. + 11°,44
Maxima . . . . + 15° à + 17
Minima . . . . + 4° à + 6

Février 1856.

Température moyenne	à 10 h. du matin..	+ 11°,27
—	à midi.	+ 14°,03
—	à 4 h. du soir. . .	+ 10°,93

Mars 1856.

Température moyenne	à 10 h. du matin..	+ 16°,93
—	à midi.	+ 16°,96
—	à 4 h. du soir. . .	+ 13°,51

Avril 1856.

Température moyenne	à 10 h. du matin..	+ 19°,46
—	à midi.	+ 18°,96
—	à 4 h. du soir. . .	+ 16°,40

Mai 1856.

Température moyenne	à 10 h. du matin..	+ 19°,61
—	à midi.	+ 19°,71
—	à 4 h. du soir . .	+ 17°,14

A partir du mois de mai 1858, des observations régulières et suivies ont été faites à l'hôpital militaire (thermomètre à l'ombre, exposé au nord, à l'abri de la pluie et du vent, à 1m,50 au-dessus du sol).

Les cinq premières années de cette période, de 1858 à 1862, ont donné les moyennes mensuelles inscrites au tableau suivant, que nous empruntons au livre du Dr Artigues.

TEMPÉRATURE MOYENNE.

	1858	1859	1860	1861	1862
Janvier......	»	6,9	9,6	7,9	7,4
Février......	»	9,9	5,13	10,3	9,6
Mars........	»	13,4	9,9	11,7	12,6
Avril........	»	17,3	11,8	13,6	15,3
Mai.........	20,4	19,3	17,8	18,7	18,4
Juin.........	23,5	21,6	20,0	20,3	20,8
Juillet.......	24,1	26,9	23,0	23,0	24,0
Août........	25,7	25,2	21,4	25,0	21,6
Septembre....	23,2	21,8	16,5	20,2	18,6
Octobre......	16,8	17,9	15,6	17,6	16,3
Novembre....	11,9	11,5	10,8	10,3	10,5
Décembre....	9,8	6,4	7,7	8,8	9,26

De janvier 1863 à mai 1864 nous avons relevé[1] le résultat des observations faites chaque jour à 7 heures du matin, à midi et à 3 heures du soir.

[1] Ces relevés ont été faits par nous sur les registres des observations quotidiennes prises à l'hôpital militaire. Nous devons la communication de ces registres à la gracieuse obligeance de notre excellent ami et savant confrère, M. le Dr Lemarchand, médecin-major de 1re classe, auquel nous sommes heureux d'offrir ici l'expression publique de notre affectueuse gratitude.

TEMPÉRATURE MOYENNE.

1863.

	à 7 h. du matin.	à midi.	à 3 h. du soir.
Janvier.......	3°50	9°5	9°00
Février.......	2,60	10,6	10,20
Mars.........	7,40	15,0	15,20
Avril.........	11,50	16,8	17,30
Mai..........	14,40	18,2	18,20
Juin.........	17,20	23,4	23,70
Juillet........	21,40	27,5	27,60
Août.........	21,20	26,1	26,70
Septembre.....	14,80	20,6	21,00
Octobre.......	13,00	18,7	19,20
Novembre.....	6,80	12,8	13,07
Décembre......	6,00	11,0	11,00

1864.

Janvier........	3,8	7,2	8,17
Février.......	2,5	8,4	9,05
Mars.........	8,0	13,4	13,60
Avril.........	10,9	16,3	17,90

A partir de juillet 1864, on a substitué à ces trois observations quotidiennes les indications des thermomètres à maxima et à minima, qui donnent plus exactement la moyenne des 24 heures, mais qui ont le grand inconvénient de ne fournir aucune donnée relative à la journée médicale, comprise entre 10 heures du matin et 3 heures du soir.

TEMPÉRATURE MOYENNE.

1864.

	Moy. des maxima.	Moy. des minima.	Moy. des moy.
Juillet........	31,69	16,80	23,93
Août.........	29,89	16,90	23,39
Septembre.....	25,28	14,26	19,76
Octobre.......	19,41	9,74	14,56
Novembre.....	13,13	5,80	9,46
Décembre......	9,69	2,41	5,96

1865.

	Moy. des maxima.	Moy. des minima.	Moy. des moy.
Janvier........	10,46	2,68	6,53
Février.......	11,97	2,96	6,83
Mars.........	10,59	2,03	6,29
Avril.........	20,28	8,38	14,31
Mai..........	23,86	12,62	18,28
Juin..........	29,62	17,05	23,34
Juillet........	29,51	18,51	24,05
Août.........	27,61	17,18	22,41
Septembre.....	27,98	16,18	22,04
Octobre.......	21,21	11,70	16,49
Novembre.....	14,77	6,17	10,48
Décembre.....	9,99	2,15	5,92

1866.

Janvier.......	12,62	2,48	7,52
Février.... ..	15,42	5,24	10,39
Mars........	15,59	5,24	10,40
Avril.........	19,13	8,78	13,95
Mai..........	25,50	11,33	16,84
Juin..........	26,25	15,50	20,87
Juillet........	28,49	17,16	22,85
Août.........	27,74	16,37	22,05
Septembre.....	24,72	13,93	19,33
Octobre.......	19,09	11,26	15,17
Novembre.....	14,81	6,02	10,39
Décembre......	13,40	4,85	9,32

Des observations thermométriques dont les résultats son consignés dans les tableaux précédents, nous pouvons déduire les conclusions suivantes:

La température moyenne de l'année est de 15,50. Dans les huit années 1859 à 1866, la moyenne minima a été de 14,1 en 1860, et la moyenne maxima de 17,4 en 1865. Différence : 3,3.

La moyenne des saisons est :

Pour l'hiver (décembre, janvier et février) de.... 7°8
— le printemps (mars, avril, mai)............ 14,6
— l'été (juin, juillet, août)................. 23,5
— l'automne (septembre, octobre novembre)... 16,5

La moyenne mensuelle est :

Janvier..........	7o5	Juillet..........	24,16
Février.........	8,5	Août............	23,50
Mars............	10,85	Septembre.......	20,0
Avril...........	14,50	Octobre.........	16,50
Mai.............	18,53	Novembre.......	10,70
Juin............	21,70	Décembre.......	7,50

A partir de janvier, la température s'élève progressivement jusqu'en juillet, où elle atteint son maximum, et elle redescend ensuite dans l'ordre inverse. Ces mouvements se font régulièrement et sans secousses, sauf quelques grandes variations accidentelles qui sont rares et de peu de durée.

Les mouvements de la température aux différentes phases du jour sont très-importants à considérer, surtout au point de vue de la saison hivernale, qui doit nous intéresser particulièrement. Nous regrettons beaucoup de n'avoir pas un plus grand nombre d'observations prises à sept heures du matin, à midi et à trois heures du soir, afin de pouvoir bien établir la température de la journée médicale et la différencier de celle du reste de la journée.

C'est, en effet, par la douceur et la beauté de la journée médicale qu'Amélie mérite un rang très-distingué parmi les refuges d'hiver. Si nous nous en rapportons à l'année 1865, nous verrons que la température de midi et celle de trois heures du soir sont sensiblement égales et qu'elles dépassent celle de sept heures du matin :

En janvier, de...... 6°
En février, de...... 7°,8
En décembre, de.... 5°

La plus basse température de la journée correspond à l'aurore. A partir de ce moment, le thermomètre s'élève plus ou moins rapidement, suivant les lieux, jusqu'à midi, et reste à peu près stationnaire jusqu'à trois heures. Il baisse ensuite insensiblement jusqu'au coucher du soleil. Alors se produit assez fréquemment un refroidissement brusque, coïncidant avec une brise légère qui suit la vallée et qui est due elle-même à l'inégal échauffement des couches supérieures et inférieures de l'atmosphère ; ce phénomène est d'autant plus prononcé que la journée a été plus belle, plus claire et plus chaude. La sensation qui en résulte est pénible, et les malades doivent l'éviter en rentrant assez tôt de leur promenade. Notre impartialité nous fait un devoir d'ajouter que le groupe supérieur de la station, moins favorisé sous d'autres rapports, est plus à l'abri de ce courant d'air et de la transition de température qui l'accompagne. Nous avons observé et fait observer bien souvent pendant que nous remontions, vers quatre heures de l'après-midi, la route des Thermes, combien l'air s'adoucissait à mesure que nous approchions des Établissements.

Après cette baisse, la température reste à peu près la même durant la nuit, ou bien elle va diminuant très-légèment jusqu'aux approches du jour, où elle atteint son minimum.

Il arrive assez fréquemment qu'après le froid vif qui suit le coucher du soleil, le temps se radoucit vers sept ou huit heures du soir d'une manière très-remarquable. Ce fait, déjà constaté par notre honorable confrère, M. le Dr Génieys, a été vivement contesté par notre excellent ami, M. le Dr Fines (de Perpignan), très-expert d'ailleurs en ces matières, qui invoque à l'appui de sa dénégation la loi générale du refroidissement nocturne. Le fait est vrai cependant, et nous paraît même facile à expliquer, car le thermomètre ne remonte qu'après la chute de la brise qui avait provoqué ou plutôt momentanément exagéré le refroidissement.

Les variations de la température, d'un jour à l'autre, sont faibles, sauf de rares exceptions : « Aussi, dit le Dr Fines, en prenant la différence moyenne de deux périodes consécutives de cinq jours chacune, j'ai trouvé que, pour l'année 1863, cette différence avait été de 1°,51. »

Vents. — Les vents qui soufflent sur la région à laquelle appartient Amélie-les-Bains peuvent, au point de vue de la climatologie médicale, être divisés en deux groupes : les vents de mer, les vents de terre.

Les premiers (est, nord-est, sud-est) ont pour principal caractère l'humidité. Plus ou moins froids, suivant qu'ils se rapprochent du nord ou du sud, ils sont en général peu agréables. On observe pourtant de belles journées, claires et chaudes, par de légers vents marins; mais, si leur durée se prolonge, les vapeurs aqueuses dont ils sont chargés se condensent sur les hauteurs et se résolvent en pluie ou en neige, suivant l'altitude et suivant la saison.

Nous avons observé, pendant que nous exercions la médecine dans la plaine du Roussillon, qu'une longue prédominance des vents de mer exerçait une influence fâcheuse sur la santé publique, et imprimait aux maladies populaires un cachet très-prononcé d'adynamie [1]. Cette insalubrité nous a paru dépendre de deux causes : d'abord, de l'action dépressive que l'air humide exerce directement

[1] M. le professeur Courty, dans un mémoire *Sur le croup et la diphthérie en général* (*Montpellier médical*, tom. VII, nº 6), a très-bien fait ressortir la corrélation à peu près constante qui existe entre les constitutions atmosphériques caractérisées par la prédominance des vents marins et certaines constitutions médicales.

sur l'organisme; en second lieu, de ce que ces vents transportent dans l'intérieur des terres les effluves miasmatiques engendrés dans les eaux stagnantes du bas pays.

Mais depuis que nous résidons à Amélie, nous avons constaté par une expérience continue que, malgré la fréquence relative des vents d'est et de nord-est, malgré la facilité qu'ils trouvent à pénétrer dans la vallée du Tech, leurs mauvais effets sont très-atténués, en ce qui concerne notre station et les pays environnants, par la distance qui nous sépare de la mer et par les contreforts qui barrent la vallée en amont du pont de Céret. Ces vents remplissent même souvent une fonction utile, soit qu'ils enlèvent aux froids de l'hiver une partie de leur âpreté, soit qu'ils tempèrent les chaleurs de l'été.

Les vents de terre, du nord au sud, en passant par l'ouest, sont plus toniques, et emportent dans la mer tout ce qui peut vicier la pureté de l'atmosphère. Comme cependant leur action est assez différente, suivant qu'ils se rapprochent du nord ou du midi, il convient de les diviser en deux groupes secondaires.

Les vents du nord à l'ouest sont froids en hiver, chauds en été, et généralement secs, surtout le N.O. ou *tramontane*. Leur action est très-stimulante. Le nord droit, obligé, par les grands contreforts du Canigou, de passer au-dessus d'Amélie, trouble à peine les couches inférieures de l'atmosphère. Il nous donne des matinées et des soirées froides, parfois de la glace ; mais aussi des journées médicales d'une incomparable splendeur. De dix heures du matin à trois heures de l'après-midi, les malades peuvent jouir d'un soleil brillant et chaud, d'un air calme et pur, ni trop sec ni trop humide ; mais il importe qu'ils soient prévenus du refroidissement brusque qui accompagne le coucher du soleil, et qui n'est jamais aussi vif qu'à la suite de ces magnifiques journées.

Le nord-ouest ou tramontane est un vent très-sain en lui-même, et peut être considéré comme le grand dépurateur de la contrée. Mais il est trop froid, trop sec, trop perturbateur pour les personnes faibles, nerveuses, et surtout pour celles qui souffrent des organes de la respiration. C'est le mistral de la Provence. Il acquiert parfois, dans la plaine du Roussillon et sur tout le littoral, une vitesse et une force prodigieuses. Ce qui établit la grande supériorité d'Amélie, comme refuge d'hiver, sur beaucoup d'autres localités du Midi, telles que Perpignan, Montpellier, etc., c'est précisément qu'elle est garantie par le Canigou du choc direct de la tramontane. Aussi ce vent est-il à peine sensible dans notre cirque privilégié, tant qu'il ne souffle pas avec impétuosité dans la plaine. Parti d'Amélie par un temps calme, le voyageur commence à sentir quelques bouffées de ce vent au pont de Céret ; mais dès qu'il est arrivé sur le plateau du Boulou, un souffle continuel, incommode, fatigant, le poursuit jusqu'à Perpignan.

Cependant, lorsque le nord-ouest atteint son summum d'intensité, il pénètre dans la vallée du Tech par ses deux extrémités, car les contreforts du Canigou s'abaissent assez de part et d'autre pour lui livrer passage. Heurtant alors contre la paroi opposée plus haute, il se réfléchit dans tous les sens, s'engage dans la vallée de bas en haut et de haut en bas, et arrive ainsi par rafales intermittentes jusque dans le cirque d'Amélie, en tourbillonnant et soulevant des nuages de poussière.

Heureusement, ces tempêtes atmosphériques ne se produisent guère plus de cinq ou six fois pendant l'hiver; elles deviennent plus fréquentes aux environs de l'équinoxe du printemps.

Les vents d'entre ouest et sud, qui sont presque toujours pour la vallée du Tech des vents du sud-ouest, présentent des qualités intermédiaires. Moins âpres, moins irritants que les vents du nord, ils sont aussi moins énervants que les vents d'est. Sous leur règne, la température est douce et soutenue, le ciel un peu couvert, l'air légèrement humide, les pluies rares, mais parfois très-abondantes; le baromètre se tient aux environs de 745mm. Ces vents sont fréquents pendant l'automne et pendant l'hiver, et cette prédominance constitue un élément très-avantageux du climat d'Amélie.

Indépendamment des vents généraux de la région, chaque vallée a des courants qui lui sont propres : ce sont des brises ascendantes ou descendantes, analogues à celles de terre et de mer, qui se produisent alternativement à certaines heures du jour, par l'effet de l'inégal échauffement des diverses couches de l'atmosphère, l'air le plus froid tendant toujours à se précipiter, en vertu de sa densité, vers les parties les plus déclives. Ces brises remontent la vallée du Tech entre dix heures et midi, et descendent le soir du Canigou après le coucher du soleil. Elles rafraîchissent l'air pendant les chaleurs de l'été ; mais, comme nous l'avons déjà dit, elles provoquent, dans les belles journées d'hiver, des refroidissements subits auxquels les malades doivent soigneusement éviter de s'exposer[1].

Saisons.— Il y a à Amélie trois saisons : la saison tem-

[1] Ce que nous venons d'exposer à propos des vents est le résultat d'une observation toute médicale ; nous reconnaissons habituellement la provenance des vents par l'impression qu'ils produisent. Il n'est pas possible, au milieu d'un cirque de montagnes comme celui-ci, de faire des observations anémologiques précises : la girouette et la fumée sont tout aussi influencées par les vents réfléchis que par les vents directs.

pérée, qui réunit l'automne et l'hiver, d'octobre en mars ; la saison variable ou le printemps, et la saison chaude ou l'été.

Considérée dans son ensemble, la première est une belle et excellente saison : air pur, modérément sec ; température douce et assez égale ; beaucoup de soleil, peu de pluies, quelques jours seulement de vent ; gelées rares ; presque jamais de neige, tels sont les avantages qui la distinguent.

Est-ce à dire que tout soit parfait, pendant cette longue période de l'année ? Non certes ; Amélie n'a pas la moindre prétention à réaliser la chimère du printemps perpétuel. Nous ne pouvons comprendre comment M. le Dr Artigues a pu écrire ceci : « Pendant six mois, le beau temps ne se dément pas un seul jour. » Exagérations regrettables, et pour les malades à qui ces brillantes promesses préparent quelques désillusions toujours pénibles, et pour la station elle-même, sur laquelle ces mécomptes tendent à jeter une déconsidération imméritée.

Il faut dire la vérité aux malades ; il faut les préparer aux vicissitudes qui les attendent, afin qu'ils les acceptent d'avance et qu'ils commencent à se pénétrer des précautions qu'ils auront à prendre. Qu'ils sachent donc qu'à Amélie, *comme partout ailleurs*, ils auront à traverser, dans le courant de l'hiver, quelques épreuves plus ou moins rigoureuses, mais auxquelles il dépend d'eux de se soustraire en grande partie.

Comment, à quelles époques se produisent ces intempéries? Il est impossible de répondre à cette question d'une manière un peu précise, car il n'y a rien de constant dans ces phénomènes.

Sauf les années où les grandes pluies arrivent en automne, septembre et octobre constituent une période remarquable par la douceur et l'égalité de la température, qui n'est que très-exceptionnellement troublée par quelques coups de vent. Cette période est éminemment propice aux personnes disposées aux affections catarrhales ou rhumatiques, qui ont besoin de se prémunir, par un traitement thermal, contre les impressions de l'hiver qui s'approche, et à celles qui redoutent les chaleurs de l'été.

L'hiver envoie d'ordinaire un premier avertissement, en novembre, vers la Saint-Martin : quelques coups de vent, suivis d'un peu de pluie ; les premières neiges blanchissent les plus hauts sommets du Canigou. Après cette bourrasque, dont la durée est très-courte, le temps revient presque toujours au beau jusqu'au cœur de l'hiver : c'est l'été de la Saint-Martin.

La saison se continue avec des alternatives diverses, mais avec une prédominance marquée des beaux jours sur les mauvais, — quatre jours beaux en moyenne sur cinq,

— jusqu'aux approches de l'équinoxe du printemps. Alors, malgré l'élévation de la température moyenne, le temps devient plus pénible, à cause de ses irrégularités et de son inconstance. La période équinoxiale se signale, en effet, par des agitations atmosphériques qui produisent dans la température des transitions parfois brutales. Après les grands vents, viennent souvent les grandes pluies. Mais entre ces deux périodes et dans chacune d'elles se placent un grand nombre d'intervalles pendant lesquels l'air est calme, le ciel serein, la température délicieuse.

M. le Dr de Valcourt (*Climatologie des stations hivernales du midi de la France*) a très-bien apprécié le caractère du printemps à Amélie, et réduit à sa juste valeur les reproches exagérés dont M. le Dr Artigues a frappé cette saison. En somme, le printemps est, dans toute la zone tempérée, la saison des grandes variations météorologiques, et nous pouvons affirmer, sans crainte d'être démenti, que dans le cirque si bien abrité d'Amélie, ces variations se font moins sentir que dans bien d'autres lieux. Les malades qui ont passé l'hiver dans ce refuge doivent donc y rester jusqu'à ce que la belle saison soit parfaitement établie; tout déplacement est dangereux avant cette époque. Ils devront seulement s'entourer de toutes les précautions exigées par les circonstances, et le plus souvent suspendre tout traitement thermal.

«L'été, dit M. le Dr Artigues, est marqué par une chaleur étouffante ; il ne se passe pas de jour qui n'apporte son orage électrique.» C'est encore là une exagération énorme. Notre confrère est trop enclin à généraliser ; il attribue à toute une saison les mérites ou les défauts qui n'appartiennent qu'à une période plus ou moins longue de jours. Voici la vérité :

Juin est chaud au milieu du jour, mais ses nuits sont encore fraîches, ses matinées et ses soirées tempérées et fort agréables. Les chaleurs les plus fortes se produisent en juillet et dans la première quinzaine d'août : elles sont particulièrement fatigantes lorsque l'atmosphère est surchargée d'électricité et que des orages se préparent. Mais, ces jours exceptés, la chaleur est franche et n'a rien d'insupportable ; l'atmosphère est doucement agitée et rafraîchie par les courants ascendants ou descendants qui parcourent alternativement la vallée, ou par des vents légers du nord et de l'est. On jouit alors, même en plein juillet, d'une température délicieuse sous les ombrages, malheureusement trop rares encore. Enfin, et ceci est d'une importance capitale, les nuits et les matinées sont presque toujours assez fraîches pour qu'on puisse goûter un sommeil paisible et réparateur.

Conditions hygiéniques. — Après les conditions relatives au climat proprement dit, il faut examiner les autres circonstances locales, qui n'ont pas une moindre importance.

Un mot d'abord du paysage. Notre existence est si intimement liée à tout ce qui nous environne, que la seule configuration des lieux est une source d'impressions douces ou fortes, favorables ou fâcheuses, dont nous subissons l'influence, parfois même à notre insu. Cette influence est particulièrement appréciable sur les personnes douées de beaucoup de sensibilité, alors surtout qu'une altération organique lente, des chagrins concentrés, un épuisement précoce par des travaux ou des plaisirs excessifs, les prédisposent à la tristesse et à la mélancolie. Il y a quelque chose de sain, de fortifiant, de calmant, dans le spectacle des beautés de la nature.

Plaçons-nous dans l'axe de la petite vallée du Mondony, sur le pont-aqueduc de l'hôpital militaire, pour contempler les aspects divers du vaste panorama formé par l'hémicycle d'Amélie et par la portion de la vallée du Tech qui lui fait face.

Au sud, nos regards seront d'abord frappés et longtemps retenus par un site grandiose. Les deux montagnes, couvertes de châtaigniers, qui ferment le vallon, sont séparées par une large échancrure dont les parois verticales, formées par des massifs de roches granitiques, « s'élancent dans les airs sous forme d'aiguilles[1] ». Si vous pénétrez plus tard entre ces hautes murailles, qui se rapprochent à leur base pour ne laisser qu'un défilé étroit, vous serez saisi d'horreur et d'admiration à la vue de ces entassements gigantesques de rochers noircis par les siècles, dont quelques-uns surplomblent et semblent prêts à vous écraser dans leur chute, tandis que d'autres encombrent le lit du torrent; mais, du lieu où nous sommes placés, le tableau paraît plus vivant et moins sauvage : des massifs de verdure en masquent la nudité; des arbres croissent hardiment au-devant et jusque sur les flancs de l'abîme. Enfin, l'âpreté du site est encore adoucie par l'Établissement thermal du Dr Pujade, qui produit lui-même, sur un avant-plan, l'effet le plus original et le plus pittoresque.

Du côté de l'est, la rive droite du Mondony est occupée jusqu'à une certaine hauteur par le grand Établissement thermal militaire, son parc, ses jardins et ses magnifiques promenades, qui présentent une belle exposition au soleil pendant l'hiver, et de charmants ombrages pendant les chaleurs de l'été.

La rive gauche ou occidentale du torrent est bordée de jardins disposés en étages, et de quelques habitations

[1] Anglada; *Traité des eaux minérales des Pyrénées-Orientales.*

dont la situation est des plus riantes. Le village se développe sur un plateau plus élevé, à côté des anciens thermes Romains, au pied d'un monticule couvert de vignes et couronné par le Fort-les-Bains, auquel on ne peut refuser le mérite de produire un bel effet dans le paysage.

Du côté du nord, une scène plus vaste se déroule devant nos yeux. Au-delà du Tech, et un peu à gauche, se dresse un puissant contrefort du Canigou, qui nous laisse voir quelques habitations du village de Montbolo éparses au milieu de ses bosquets. De ce massif élevé se détachent deux rameaux qui embrassent la vallée de Palalda.

Le premier de ces rameaux se dirige vers le S.E. et se termine par une crête ondulée qui vient mourir au plateau de l'Oratory ; il sert d'écran à ce cirque privilégié que nous avons désigné sous le nom de petite Provence. Des promenades admirablement exposées ont été tracées sur son versant méridional au milieu des chênes verts, des bruyères, des térébinthes et d'un grand nombre de plantes aromatiques ; il est à désirer que ces promenades soient complétées, appropriées et bien entretenues.

L'autre rameau, plus élevé que le précédent, se prolonge dans la direction de l'ouest à l'est ; une échappée de vue par-dessus l'Oratory nous permet d'apercevoir une partie de ses pentes couvertes de quelques bouquets de chênes, d'oliviers et de vignes, et le sommet du mamelon sur lequel le village de Palalda s'étale en amphithéâtre.

Enfin, cette colline est dominée elle-même par les hautes montagnes de Taillet, qui forment le dernier cadre de ce tableau, aussi remarquable par la variété et la grâce des détails que par la grandeur de l'ensemble.

Les bords du Tech, au-dessus et au-dessous d'Amélie, présentent une série de sites riants et pittoresques, de belles cultures, de vertes prairies arrosées par mille petits canaux; partout une végétation luxuriante. Le torrent roule ses eaux limpides à travers de gros galets blancs et polis, et des roches schisteuses contre lesquels elles se brisent en écumant. Vous admirerez du haut du plateau de l'Oratory, le cirque de Montbolo, la presqu'île comprise entre le Tech et le Mondony, le pont de Palalda, d'un aspect si bizarre; et plus loin, vers le nord-est, la riche vallée de Palalda, les rochers et les bois de Fontainebleau.

Montez maintenant le long des rampes de la colline de Montbolo : à une hauteur peu considérable, vous suivez le cours du Tech jusqu'à Arles, à travers un ravissant paysage, au-delà duquel se développe la magnifique perspective de la vallée supérieure du Tech. Montez encore, l'horizon s'agrandit à chaque pas; vous apercevez d'un côté un vaste amphithéâtre de montagnes, et du côté opposé la plaine du Roussillon, que limitent au loin les flots bleus de la Méditerranée.

Le spectacle varie à l'infini suivant le lieu où l'on se place. Nous ne pouvons poursuivre une description déjà trop longue, et qui ne saurait donner au lecteur qu'une image très-imparfaite des objets. Qu'il nous suffise d'indiquer les points de vue principaux : les promenades ascendantes derrière l'Hôtel Pujade jusqu'au Belvéder, la terrasse de l'Établissement Hermabessière (thermes Romains), les terrasses du Fort, le pic Castellane, le chemin du four à plâtre sur la colline de Montbolo, Palalda, et le chemin qui conduit de ce village jusqu'au sommet de la colline, etc.

Un pays très-accidenté comme celui-ci doit fournir un grand nombre de buts d'excursion ; nous nous contenterons également de citer les plus remarquables : Le pont de Céret, qui étonne par la hardiesse de sa construction et qui fournit une très-belle vue des Albères, — la vallée de Reynès, — les sites âpres et grandioses de Montalba, — le riche vallon d'Arles, — les vues pittoresques de la vallée du Riuferrer, — les abîmes de la Fou, — les montagnes magnifiquement boisées de Saint-Laurent-de-Cerdam, etc., etc.

Les personnes assez fortes pour gravir quelques côtes peuvent entreprendre des courses à pied dans un grand nombre de directions ; quant à celles que leur faiblesse ou certains états organiques condamnent à marcher sur des terrains unis ou très-légèrement inclinés, elles se transportent, suivant les circonstances, aux allées de l'hôpital militaire, sur la route d'Arles ou sur celle de Céret; à la petite Provence, au chemin de Palalda. On peut quelquefois partir par la route d'Arles jusqu'au Pont-Neuf, et revenir par la rive gauche du Tech; — d'autres fois, suivre le chemin de Palalda, passer au-dessous de ce village, traverser le Tech vis-à-vis la ferme de M. de Lourdoueix, et rentrer par la route Impériale. En se conformant à cet itinéraire, au milieu du jour, on jouit constamment du soleil pendant toute la durée de la promenade.

Ces chemins, et d'autres encore qui présentent quelques passages peu commodes, seront bientôt convertis en de belles et larges avenues, si la municipalité d'Amélie se décide, comme nous l'espérons, à prendre les mesures que commande la faveur croissante dont la station est l'objet.

De nombreux cours d'eau, dérivés du Tech et du Mondony, traversent le territoire de la commune: les uns sont utilisés pour les usages domestiques ou pour la propreté des rues, d'autres pour l'arrosage des terres et des prairies; d'autres enfin servent de moteurs à quelques industries (forges à la catalane, moulins à farine ou à plâtre, etc.). La pente rapide de tous ces courants ne permet pas la formation de mares d'eau stagnantes pouvant donner lieu à la production de miasmes palustres; nous devons cependant exprimer nos regrets de voir certaines prairies inondées d'eaux auxquelles on ne donne pas un écoulement assez facile, et quelques réservoirs qu'on nettoie trop rarement. Nous avons eu à traiter quelques fièvres intermittentes que nous n'avons pu attribuer à d'autres causes qu'aux effluves émanés de ces sources.

Les maisons du village sont disposées en lignes parallèles le long de la route Impériale, de la route des Thermes ou de la rue Castellane; chacune de ces lignes présente plusieurs lacunes. Quelques maisons ont des jardins, d'autres sont sur des places ou regardent les champs par un de leurs côtés. Il résulte de là que l'air et la lumière portent sur tous les points leur action vivifiante. A ces avantages inappréciables, un grand nombre d'habitations joignent toutes les conditions de comfort qu'exigent nos habitudes modernes : une belle vue sur la vallée ou sur la montagne, l'orientation la plus avantageuse pour obtenir la plus grande somme de chaleur en hiver et de fraîcheur en été, une ventilation facile, une élégante façade, une distribution intérieure commode et agréable, un mobilier convenable, etc... Au milieu de ces riches et saines demeures, on voit encore quelques constructions qui servent d'abri à la partie pauvre de la population, et qui ne satisfont pas complétement à toutes les lois de l'hygiène; mais le nombre en diminue de jour en jour. Nous voulons désigner particulièrement ce groupe de maisons qui avoisine les forges.

Quant aux forges elles-mêmes, le bruit de leurs marteaux et la poussière de charbon qui se répand dans le voisinage constituent deux incommodités également fâcheuses, et nous appelons de tous nos vœux le jour où il sera possible de les supprimer.

Aux deux Établissements thermaux, situés à côté des sources chaudes, dans la partie la plus reculée et la mieux abritée de la station, sont annexés deux hôtels (hôtel des Thermes romains, hôtel Pujade) qui offrent, avec un bon logement et une bonne table, des salons de réunion ouverts à tout le monde. Chacun des deux se recommande par ses mérites particuliers, indépendamment de la facilité qu'ils donnent l'un et l'autre de prendre des bains sans sortir de la maison. Deux autres hôtels (Martinet, Molins), où l'on vit bien et à moins de frais, jouissent également de l'avantage que procure la proximité des thermes. Enfin les personnes pour lesquelles la question thermale est très-secondaire, pourront s'installer très-convenablement dans les hôtels-restaurants du groupe inférieur du village (Farret, Marcelo).

On trouvera à Amélie un marché approvisionné de viandes de bonne qualité, de gibier, de volailles, de poisson très-frais, de bons légumes, etc.

L'eau potable est fournie à la plus grande partie de la commune par une dérivation du Mondony. Elle est limpide, agréable au goût, légère à l'estomac, dissout parfaitement le savon et cuit très-bien les légumes; mais elle est chaude en été et doit être remplacée par les eaux vives et fraîches qui sourdent en divers points sur les bords du Tech.

On a pu se convaincre par cet exposé, fait avec la plus entière bonne foi, qu'Amélie-les-Bains est une station climatérique sérieuse. C'est à ses mérites intrinsèques très-réels qu'elle a dû jusqu'ici son accroissement rapide. Il faut maintenant que les hommes achèvent ce que la nature a si bien commencé. Il est vrai qu'Amélie sort à peine de ses langes, et il est juste de tenir compte à la modeste Commune des louables efforts qu'elle n'a cessé de faire, des sacrifices qu'elle ne cesse de s'imposer, malgré l'exiguïté de ses ressources. Mais que nos chers compatriotes nous permettent de leur dire : Vous avez beaucoup fait, sans doute, sous la direction d'un homme dont la mémoire ne s'effacera pas de longtemps de vos cœurs[1]; mais votre

[1] Notre beau-père, le Dr Hermabessière, a administré la commune d'Amélie pendant vingt-cinq ans, et a présidé, après les avoir provoquées, à l'exécution de toutes les mesures qui ont transformé la station. Ce légitime hommage rendu à sa mémoire ne nous rend pas injuste à l'égard de notre vénérable confrère, le Dr Pujade; nous nous plaisons,

tâche n'est pas finie, hâtez-vous de la remplir. Vous avez reçu de la nature deux dons précieux dont l'association ne se rencontre nulle part en France; c'est à vous de les faire valoir, et vous vous rendrez coupables d'inintelligence au premier chef si vous n'employez tous les moyens possibles pour ajouter à ces conditions premières si heureuses tout ce qui peut contribuer à rendre aux étrangers, aux malades, la vie plus facile, plus commode et plus agréable.

En tête de ces améliorations, nous plaçons les mesures destinées à entretenir une propreté complète de la voie publique, et la création d'une promenade d'hiver. Ces projets nous paraissent d'une exécution facile et très-prochainement réalisables.

Il en est de même pour l'instruction primaire, qui réclame une réforme immédiate : beaucoup d'enfants, au lieu de fréquenter l'école, courent en vagabonds dans les rues, et croissent dans une ignorance complète. En dehors de toute considération humanitaire ou politique, il importe particulièrement à une Commune où les étrangers affluent, que tout le monde ait reçu une certaine culture intellectuelle et morale.

au contraire, à proclamer la grande part que ce doyen de la médecine thermale a prise au développement d'Amélie par son intelligence et son inépuisable activité.

L'église actuelle est insuffisante, mais des ressources ont été créées pour la construction d'une église nouvelle, sur un emplacement situé au centre de la Commune. Cette question peut donc être considérée comme résolue.

Lorsque ces besoins urgents auront été satisfaits, il y aura lieu d'aborder d'autres questions : casino, promenades nouvelles, maison d'école, etc... Mais pour parvenir à ces fins, le meilleur moyen, selon nous, est de procéder avec méthode, et de n'entreprendre les choses qu'à mesure qu'elles seront faisables.

II

Influence du climat d'Amélie sur la végétation et sur la santé de sa population indigène.

Nous venons de passer en revue une à une les qualités climatériques et hygiéniques de cette localité; il nous reste à invoquer un dernier témoignage qui résume tous les autres, et qui en est comme la synthèse vivante. Nous dirons donc quelques mots de l'état de la végétation, et de la santé de la population indigène.

Les montagnes qui entourent Amélie présentent dans leur zone supérieure des chênes, des chênes-verts et des châtaigniers. — Des vignobles s'étagent sur les coteaux de la zone moyenne. — A leur base croît l'olivier : «Dans la vallée du Tech, dit M. de Valcourt, l'olivier est un arbre de la taille des beaux pommiers de Normandie; à le voir, on ne dirait pas qu'il est à 5 kilomètres seulement de la limite sud-ouest de la région où cet arbre est cultivé.»

Les dernières pentes des coteaux et les bords des cours d'eau sont couverts de plantes qui ne prospèrent que dans les pays chauds. Les plus caractéristiques appartiennent aux familles des térébinthacées, des myrtacées, des laurinées, des apocinées, des caryophyllées, des cistinées et des labiées.

L'oranger croît et fructifie parfaitement partout où il trouve, avec une bonne exposition, un abri suffisant contre les vents du nord.

Les habitants du pays — nous ne parlons pas de cette population adventice qui depuis quelques années est venue de divers côtés s'implanter à Amélie, — les vrais indigènes de la vallée[1], portent l'empreinte du soleil sous lequel eux et leurs pères sont nés. Ils sont généralement bruns, de taille moyenne, un peu maigres, nerveux, capables de supporter de longues marches, même chargés de lourds

[1] Nous avons jusqu'ici partagé notre temps entre la médecine thermale et la médecine générale du pays : outre le développement du tact pratique qui résulte de cette double occupation et les larges vues qui s'ouvrent à l'esprit qui observe et compare sans cesse, nous avons pensé que le meilleur moyen d'apprécier les qualités climatériques et hygiéniques d'Amélie, de nous bien pénétrer du génie du lieu, nous serait fourni par la connaissance approfondie des états hygide ou morbide de ses habitants.

fardeaux. De nombreux cas de longévité attestent chez eux une résistance vitale singulière.

La classe riche ou aisée jouit habituellement d'une bonne santé; la classe pauvre doit une grande partie de ses maladies à des habitations malsaines, à une mauvaise nourriture et à la violation des autres lois de l'hygiène.

Les maladies populaires sont, avant tout, les affections catarrhales, quelques affections gastro-intestinales en été et en automne, quelques fièvres intermittentes, simples ou compliquées, dans ces mêmes saisons; peu de fièvres typhoïdes vraies, quelques fièvres muqueuses ou ataxo-adynamiques. Il n'y a pas de maladies véritablement endémiques.

Les diathèses rhumatismale et herpétique, et plus encore la diathèse tuberculeuse, sont relativement rares; la scrofule est plus commune, mais ses manifestations sont généralement des plus bénignes.

Les grandes épidémies ont à peine pénétré jusqu'ici dans cette partie de la vallée du Tech. Le choléra de 1854 y a fait quelques victimes; mais on ne l'a pas revu depuis lors. Les épidémies de croup que nous avons observées dans la plaine du Roussillon sont passées ici presque inaperçues.

III

Effets physiologiques et thérapeutiques du climat d'Amélie.

Les effets physiologiques et thérapeutiques que produit le climat d'Amélie sur les personnes qui viennent lui demander le rétablissement de leur santé, sont généraux ou locaux, primitifs ou consécutifs.

Les effets primitifs, presque immédiats, se résument en une douce stimulation de tout le système vivant : ils sont ressentis tout d'abord par la peau et par la muqueuse pulmonaire, qui sont en rapport intime et permanent avec l'air extérieur ; mais comme ces deux vastes surfaces exercent une influence immense sur la vie nutritive par leurs fonctions de sécrétion et d'excrétion, et sur la vie de relation par leur sensibilité, il en résulte que les impressions et les modifications qu'elles subissent ne tardent pas à retentir sur tout l'organisme, et à provoquer une réaction générale.

Les malades qui arrivent d'un pays froid et humide éprouvent tout d'abord un grand sentiment de bien-être ;

ils sont plus légers, plus forts, plus disposés à la marche ; ils ont la respiration plus large et plus facile ; l'appétit, qu'ils avaient perdu depuis longtemps, se réveille : toutes les fonctions s'accomplissent avec un surcroît d'activité, et cette rénovation de la vie organique retentit d'une manière très-heureuse sur la vie morale.

Ces premiers effets, si quelque accident ou quelque imprudence du malade ne vient les enrayer, amènent, après un temps variable, des modifications plus profondes et plus durables. La respiration d'un air pur et riche en oxygène, l'assimilation plus rapide et plus parfaite des sucs digestifs, fournissent au sang des éléments réparateurs, tandis que le mouvement plus actif des sécrétions et des excrétions le débarrasse des matériaux impurs qui en altéraient la constitution. On voit alors, en même temps que les forces se relèvent, la peau et les muqueuses se colorer ; les tissus se resserrent ; les muscles acquièrent de la vigueur. En un mot, le mouvement de consomption s'arrête et fait place à un mouvement de restauration qui va parfois jusqu'à un léger embonpoint, même chez des malades atteints de lésions organiques graves et avancées.

Cette amélioration dans l'état général est suivie d'un amendement des lésions locales : les irritations spasmodiques s'apaisent, les douleurs nerveuses se calment, les congestions se dissipent, les engorgements viscéraux entrent en voie de résolution, les vieilles plaies s'animent et commencent à se cicatriser.

Voilà dans quel sens agit le climat d'Amélie. Mais, pour s'approprier les bénéfices de ces heureuses influences, le système vivant doit pouvoir s'harmoniser avec elles, ce qui dépend de certaines conditions inhérentes aux malades ou à la maladie, et de quelques circonstances telles que le genre de vie, l'habitation, etc.

Le climat d'Amélie ne convient donc pas à tous les cas, il a ses indications et ses contre-indications, et ceux-là mêmes à qui il est favorable, doivent se soumettre à certaines précautions, à certaines règles.

D'une manière générale, Amélie devra être conseillé toutes les fois qu'on aura besoin d'une action tonique et reconstituante, et qu'on n'aura pas à craindre une légère excitation; toutes les fois qu'il conviendra de soutenir et d'activer les fonctions de la peau et de la muqueuse bronchique.

On enverra à Amélie des individus d'une constitution faible ou affaiblie par de longues maladies, les convalescents, les valétudinaires.

Les lymphatiques et les scrofuleux : éloigner les scrofuleux des lieux froids et humides, où s'engendre la scrofule, et les envoyer dans une localité où ils trouvent un air pur et sec, une chaleur suffisante et beaucoup de soleil, est la première condition pour prévenir les conséquences de cette cruelle diathèse et en atténuer les manifestations diverses (ophthalmies, engorgements, ulcères, fistules, etc.).

Les dartreux : les maladies qui dépendent d'une diathèse herpétique ou scrofuleuse sont très-communes dans les pays du Nord; dans le Midi, ces maladies sont plus souvent dues à l'action de circonstances extérieures. Il importe beaucoup, dans le traitement des dermatoses diathésiques, d'entretenir les fonctions de la peau, et le meilleur moyen d'obtenir ce résultat, est un climat chaud et sec.

Cette même indication se présente chez tous les sujets atteints de syphilis, d'affections catarrhales chroniques, rhumatismales ou goutteuses. Toutes ces maladies se modifient très-avantageusement sous le beau ciel d'Amélie. Nous connaissons des personnes, autrefois très-sujettes aux névralgies de cause rhumatismale, qui ont vu leurs douleurs diminuer graduellement, depuis qu'elles ont fixé leur résidence dans cette localité.

L'action du climat d'Amélie, pour prévenir l'explosion de la tuberculose ou pour enrayer la marche de cette redoutable diathèse, nous paraît jugée aujourd'hui. Si les limites de ce travail nous permettaient de nous étendre sur ce sujet, nous prouverions par des faits nombreux et incontestables que la phthisie tuberculeuse chronique est très-souvent enrayée à sa première période, chez les malades qui fréquentent Amélie pendant l'hiver; qu'une grande amélioration et un état voisin de la guérison peuvent être obtenus à la seconde période; et nous pourrions enfin citer quelques cas où des malades atteints des lésions les plus graves et tombés à un degré de consomption qui paraissait complètement irrémédiable, se sont relevés d'une façon merveilleuse.

Les phthisies non tuberculeuses, les pleurésies et les pneumonies chroniques, l'asthme, l'hydrothorax, se trouvent bien du climat chaud et sec d'Amélie. Il faut tenir compte, dans l'appréciation des résultats du traitement de ces maladies, des effets des eaux thermales dont les malades font parfois usage; mais les malades eux-mêmes sentent combien le climat contribue à les soulager.

En général, toutes les lésions organiques qui dépendent d'une des affections générales que nous venons d'énumérer, sont heureusement modifiées par le séjour à Amélie, avec ou sans l'aide du traitement thermal. Les maladies des organes vocaux ou respiratoires doivent être mises en première ligne; si elles ne peuvent être guéries, elles sont du moins amendées.

Les malades sont d'autant plus sensibles aux influences du climat, qu'ils sont moins avancés en âge. Nous avons été souvent étonné de la rapidité avec laquelle des enfants pâles, lymphatiques ou scrofuleux, amaigris et épuisés par de longues maladies, reprenaient des forces, de la couleur et de l'entrain. Par les qualités spéciales de son climat, par ses eaux sulfureuses, Amélie nous paraît être une station privilégiée pour les enfants.

Le climat d'Amélie convient moins aux personnes douées d'une grande irritabilité nerveuse ou sanguine, sujettes aux fluxions très-actives, à l'apoplexie. Le climat doux et humide de Pau convient mieux dans ces cas.

On pourra également préférer à Amélie les stations maritimes du sud-est de la France pour les individus très-flegmatiques, à réaction faible et lente, à fibre lâche, sujets aux flux muqueux ou séreux.

Il ne faut pas envoyer, ni à Amélie ni ailleurs, les malades parvenus à la dernière période de la phthisie, minés par de vastes suppurations, avec fièvre hectique; il faut surtout se garder de déplacer ceux qui sont atteints de phthisie aiguë. Dans ces cas, l'acclimatement est complètement impossible, et la perturbation produite par le changement de milieu, indépendamment de la fatigue du voyage, ne sert qu'à précipiter le dénouement fatal. Pendant les plus fortes chaleurs de juillet et d'août, le climat d'Amélie ne convient pas aux phthisiques du nord, surtout quand il existe des congestions perituberculeuses; mais les habitants du midi de la France, rhumatisants, lymphatiques, scrofuleux, trouveront dans cette température élevée et soutenue un excellent auxiliaire du traitement thermal.

L'action de tout agent thérapeutique est surbordonnée au mode d'administration, à la dose, à la durée de son emploi. Il en est de même pour le climat. Pour retirer tous les avantages possibles de cette médication et en éviter les inconvénients, le malade devra s'entourer de bons conseils et observer scrupuleusement les règles et les précautions qui lui seront prescrites.

Ces règles multiples ne sont guère susceptibles d'une exposition générale, car elles devront s'approprier à chaque instant à la situation actuelle du malade et aux circonstances atmosphériques. Elles se rapportent à l'habitation, au vêtement, au régime, au choix des promenades, aux heures où elles devront être faites, etc...

La plus importante de ces règles est d'éviter les transitions brusques de température. Le malade qui s'est promené au chaud soleil de midi ne doit pas attendre, pour rentrer, que l'astre soit trop descendu à l'horizon, car le refroidissement le plus sensible de l'atmosphère coïncide avec le coucher du soleil. Nous avons vu l'oubli de ce précepte amener souvent des conséquences bien regrettables.

Il est dangereux de stationner longtemps en certains lieux exposés en plein soleil et très-abrités; la chaleur excessive qui s'y produit, expose le sujet à des excitations trop fortes, et par suite à des fluxions sur les organes malades.

Ceci s'applique spécialement à la saison d'hiver. Le printemps étant la saison des vents et des pluies, et des plus grandes vicissitudes atmosphériques, est moins favorable à la cure des maladies qui s'accompagnent d'une tendance à la réaction fébrile; ce n'est donc pas le moment d'envoyer à Amélie les malades névropathiques ou tuberculeux, qui ont passé l'hiver dans leur pays; l'acclimatement leur serait difficile à cette époque. Pour ceux, au contraire, qui ont passé l'hiver à Amélie, nous ne voyons pas quels avantages ils trouveraient à se déplacer, puisque le printemps est partout la saison des grandes variations; s'exposer aux dangers d'un voyage, rentrer trop tôt dans les climats froids et humides, ou subir les chances d'un nouvel acclimatement, nous paraît un acte très-irrationnel et de nature à compromettre en un moment les bons résultats obtenus au bout de plusieurs mois de traitement.

En somme, la température est douce à Amélie pendant le printemps (16° en moyenne); l'air y est vivifiant et tonique; il suffira aux malades, en mars et en avril, d'être encore plus sévères pour les précautions à prendre.

Les personnes qui ont besoin d'émigrer dans le Midi doivent le faire d'assez bonne heure pour échapper aux fâcheuses conséquences des premiers froids, et pour éviter les dangers d'un voyage entrepris dans de mauvaises conditions. C'est dans le courant d'octobre, et plutôt dans la première quinzaine, que le départ doit être effectué.

Pour l'aller comme pour le retour, on ne saurait trop recommander à la plupart des malades de diviser le voyage en deux ou trois étapes, et de séjourner quelques jours dans chacune d'elles : «Quand on passe, dit M. le professeur Fonssagrives, d'un climat médiocre ou mauvais sous un climat meilleur, on ne recueille les profits du changement que s'il y a dans la transition une lenteur suffisante pour que les liens des habitudes anciennes puissent si rompre, et que ceux des habitudes climatériques nouvelles puissent se renouer peu à peu.»

TABLE DES MATIÈRES.